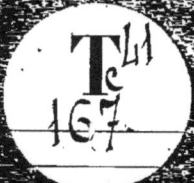

L'ÉPIDÉMIE

De Saintes

ET LE

CHATEAU D'EAU

PAR

A. LAMBERT

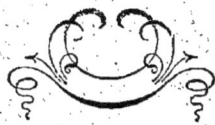

SAINTES
IMPRIMERIE HUS FRÈRES, RUE SAINT-MICHEL, 13
1883

L'ÉPIDÉMIE DE SAINTES
ET
Le Château d'eau

Saintes est une ville très salubre ; elle doit même, pour une bonne part, à cette réputation, l'importance de ses nombreuses maisons d'éducation, le casernement d'un régiment d'infanterie et c'est encore cette réputation justement méritée, qui lui attire les nombreux étrangers qui viennent s'y fixer.

Il est facile de concevoir la terreur qui s'est emparée de toute une population reposant dans une quiétude parfaite, lorsque tout-à-coup, au mois d'octobre dernier, la ville fut envahie par la fièvre typhoïde ; le mal fit des progrès rapides, les victimes furent nombreuses ; le collège et toutes les pensions furent licenciés, le régiment dispersé dans d'autres garnisons, les habitants en très grand nombre s'enfuirent précipitamment, aucun étranger ne visita plus la ville pestiférée ; chaque jour les feuilles publiques et l'Agence Havas transmettaient, au monde entier, son état sanitaire.

Le mal très réel, qu'il est inutile de dissimuler, a été cependant exagéré ; la situation s'améliore aujourd'hui et le calme qui se fait dans les esprits permet de rechercher les causes possibles de cette cruelle épidémie, pour en prévenir le retour.

I

Les maladies épidémiques proviennent toujours d'une cause commune et générale, mais accidentelle ; elles diffèrent des maladies endémiques qui proviennent aussi d'une cause commune, mais qui est habituelle, constante ou périodique. S'il est toujours facile de reconnaître les causes des maladies endémiques, comme les fièvres occasionnées par le voisinage des marais, car elles sont habituelles, il n'est pas aussi facile de reconnaître celles des maladies épidémiques, par cela même que les causes en sont accidentelles.

L'étiologie de ces maladies, c'est-à-dire l'étude de leurs causes, appartient à l'hygiène publique qui, hâtons-nous de le dire, a fait bien des progrès depuis quelques années. De récentes et admirables découvertes lui ont donné conscience de sa force comme elle avait déjà conscience de ses devoirs. Il y a peu de temps encore, on faisait une part exagérée aux conditions de l'atmosphère dans la production des maladies épidémiques, notamment de la fièvre typhoïde et, le nez en l'air, comme l'astrologue de la fable, on ne voulait pas étudier le sol, ce grand élaborateur, ce puissant condensateur de tous les miasmes que le jeu de la vie et de la mort animale et végétale produit à chaque instant.

Aujourd'hui on reconnaît que sans le sol, l'air serait un pur milieu chimique et physique n'influençant la vie qu'à ce double titre et aussi par ses conditions de température, d'humidité, d'électricité, de mouvement, etc. On en conclut donc :

1º Que ce n'est pas dans l'air qu'il faut chercher la production des germes épidémiques ;

2º Que ces germes existent en certains foyers permanents, n'attendant que des conditions climatologiques qui les feront passer de la virtualité à l'acte ;

3° Que leurs véhicules naturels sont l'air et l'eau.

C'est à cette doctrine des germes, *des microbes*, que sont dues les admirables découvertes scientifiques de M. Pasteur, une des véritables et des plus pures gloires de la France. Le monde entier connaît, encourage et bénit ses travaux ; il étudie les germes, les semences de ces êtres imperceptibles, dont la puissance est cependant si grande : voici les gros kolpodes, se promenant en animaux de proie dans le monde des infiniment petits, qu'ils dévorent ; voici les micrococcus, les nomades, dont un seul individu par sa segmentation et celle de ses produits donne plus de 1,000 rejetons par heure, plus d'un million en deux heures et, en trois heures, plus qu'il n'y a d'habitants à la surface de la terre. Voici des batonnets immobiles, les bactéridies ; des batonnets mobiles, les bactéries, les bacillons, les vibrions, etc., etc., tout un monde, cause de nos maladies épidémiques. M. Pasteur étudie ces germes, les isole, les classe, les cultive ; il a déjà reconnu et démontré péremptoirement qu'à tels ou tels devaient être attribués la cause de plusieurs maladies épizootiques que l'on peut aujourd'hui prévenir.

Les germes dangereux, tous ne le sont pas, se multiplient et s'accumulent dans des foyers locaux qui existent en permanence.

Si on ne connaît pas encore le microbe de la fièvre typhoïde, on est certain de son existence et l'on sait aussi qu'il prend naissance dans un foyer épidémique, pour se propager ensuite, soit par l'air, soit par l'eau, ses deux véhicules naturels.

Si M. Pasteur eût été appelé à Saintes alors que l'épidémie typhoïde était dans sa plus grande intensité, la concentration du mal lui aurait, peut-être, permis d'en déterminer l'origine dans une cause commune et d'en isoler le principe ; le service qui en serait résulté n'aurait pas profité à la seule ville de Saintes.

Certes l'illustre savant serait accouru, lui, qui n'hésitait pas dernièrement à venir dans la vallée du Rhône, étudier une maladie épizootique qui avait tué plus de 20,000 porcs ; ajoutons qu'il a été assez heureux pour y découvrir le microbe infectieux, et, dès aujourd'hui, il donne l'assurance que le mal peut être prévenu.

Mais en attendant que la science ait reconnu et isolé le microbe de la fièvre typhoïde, qu'elle soit certaine d'avoir bien mis la main sur le germe infectieux, il importe de reconnaître quels sont autour de Saintes les foyers qui ont pu lui donner naissance, les agents qui ont pu lui servir de véhicule, afin de s'en préserver dans l'avenir.

II

Les eaux stagnantes et croupissantes, les grands mouvements de terres mouillées, la putréfaction des matières animales et végétales en décomposition, sont autant de foyers infectieux bien connus et les germes qu'ils développent empruntent l'air et l'eau comme véhicules et moyens de dissémination ; il faut donc examiner si, cette année particulièrement, la ville de Saintes n'a pas été soumise à ces diverses influences, par la souillure du sol et la pollution consécutive ou simultanée de l'air et de l'eau.

Dans le courant de l'hiver dernier, des tranchées ont été creusées dans toute la ville, pour la canalisation du château d'eau ; mais ces tranchées peu profondes, en grande partie dans le rocher ou dans un terrain calcaire, surtout pour les quartiers élevés, faites successivement et comblées aussitôt, il y a déjà plus d'une année, ne peuvent être considérées comme étant la cause de l'épidémie.

Une cause plus sérieuse aurait pu résulter du dragage de la Charente, fait près du pont et dont les boues ont été et sont encore amoncelées presque dans la ville, au nord, derrière les jardins de M. Boutin ; mais il faut observer que les vents de sud-ouest qui ont régné constamment pendant les mois d'octobre, novembre et décembre, ont toujours chassé au-dehors de la ville les émanations et les germes infectieux qui s'échappent de ce foyer. Là encore ne réside pas la cause que nous cherchons.

Un foyer plus dangereux se trouve à moins d'un kilomètre, sur une hauteur, au midi, dominant la ville : c'est un dépôt considérable de bourriers joignant la route de Pons. Il est impossible, en passant, de ne pas s'apercevoir des émanations délétères que ce dépôt exhale et les vents de sud-ouest en ont, pendant trois mois, porté directement les germes infectieux sur le quartier de St-Eutrope, plus particulièrement sur le couvent de Chavagnes, dont toutes les fenêtres ouvrent sous le vent de ce foyer. — Il peut bien avoir contribué au développement de l'épidémie.

Nous trouvons dans un rayon plus éloigné, un autre foyer permanent d'infection ; ce sont les marais rouchis de la Seugne, qui couvrent une superficie de plusieurs milliers d'hectares ; là, de hautes herbes qui ne peuvent être coupées et enlevées que tous les 5 ou 6 ans, par un temps de grande sécheresse, pourrissent dans une eau toujours croupissante ; elles y *rouissent* selon l'expression consacrée. Les émanations de ce foyer exercent une triste influence sur la santé. Dans son voisinage les fièvres sont à l'état endémique ; aussi le conseil d'hygiène ne cesse-t-il d'en demander l'assainissement.

Mais ce marais se termine à 6 kilomètres environ de Saintes ; il a été jusqu'à ce jour sans inconvénient pour la ville, on ne saurait donc admettre que l'air en le traversant en ait, cette année, transporté à Saintes les germes infectieux.

Puisque ce marais est un foyer considérable et permanent d'infection, nous ne devons pas, dans nos recherches, l'abandonner sans avoir étudié, s'il ne lui a pas été possible, cette année, pour la première fois, de nous transmettre ses germes morbides au moyen de l'eau, cet autre véhicule des maladies épidémiques, qui alors nous apporterait ces terribles voyageurs, infiniment petits, mais infiniment dangereux, que M. le docteur Sédillot a baptisés du nom de *microbes*.

Nous devons donc examiner si cette possibilité n'est pas devenue un fait accompli et par quel moyen ; puis nous devons voir s'il existe un rapprochement immédiat entre l'épidémie et l'accomplissement du fait. En d'autres termes, les germes infectieux provenant tant du marais de la Seugne, que des autres foyers que nous indiquerons, ont-ils pu emprunter pour véhicules les eaux distribuées en ville ? Dans le cas de l'affirmative, y a-t-il connexité entre le commencement de l'épidémie et le commencement de la distribution par l'eau des germes infectieux. — Il nous faut donc étudier l'origine des eaux distribuées ; — leur composition en temps ordinaire ; — examiner si elles ne sont pas accidentellement corrompues ; — puis enfin si leur corruption n'est pas la cause de l'épidémie.

III

La source de Lucérat, qui alimente le château d'eau de la ville, jaillit à six mètres environ de la Charente, à égale distance du coteau de Diconche, dans une cuvette large et profonde creusée de main d'homme, dont les parois ont été faites avec de la terre imperméable. On est surpris de voir cette source abondante, jaillir en terrain plat, si près de la Charente et former, à sa naissance même, une chute de plus d'un mètre. L'observateur attentif ne tarde pas à s'apercevoir que le jaillissement et la chute ne sont obtenus qu'à l'aide d'un barrage en pierres ou béton, encore apparent, construit entre la source et la Charente et, ce même observateur se rend facilement compte, qu'autrefois, un petit ruisseau à ciel ouvert et peu profond devait se jeter dans la Charente, à Lucérat même ; que ce ruisseau fut approfondi, puis comblé sur tout son parcours à l'aide de pierres qui lui servent encore de drains. C'est un moyen souvent employé pour conduire les eaux ; il est très pratique, il a de plus le double avantage d'être peu coûteux et de contribuer à leur assainissement.

En un mot, à une époque reculée, des travaux dont on n'a pas conservé le souvenir, mais dont les traces existent encore, ont été exécutés ; ils ont eu pour objet la création du jaillissement et de la chute d'eau de Lucérat. C'est dans ces conditions que les constructeurs du château d'eau ont trouvé cette fontaine pour en amener les eaux à Saintes par un aqueduc, qui n'a rien de Romain.

Le jaillissement des eaux à Lucérat n'est pas plus naturel que leur jaillissement à l'embouchure de l'aqueduc qui les déverse aujourd'hui dans le puisard du château d'eau.

Mais à l'époque reculée dont nous parlons, on avait la bonne habitude d'étudier avec soin, avant d'en commencer l'exécution, les travaux que l'on entreprenait. Le résultat de cette étude fut d'apprendre que les eaux de Lucérat

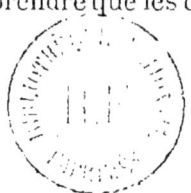

communiquaient avec celles de Paban où elles avaient une autre issue et, comme on possédait quelques connaissances hydrostatiques, bien que l'instruction ne fût pas obligatoire, on comprit de suite, après avoir vérifié que ces deux sources se trouvaient sur un même plan horizontal, que l'on ne pouvait abaisser le niveau de l'une sans soutirer les eaux de l'autre ; hausser son niveau sans faire fuir ses eaux par l'autre. Alors pour obvier à ce grave inconvénient, on construisit le déversoir de Lucérat au même niveau et sur le même plan horizontal que les eaux de Paban. D'habiles ingénieurs n'auraient pas mieux construit un barrage plus solide, établi un déversoir plus exact.

Cet état de choses a subsisté ainsi jusqu'au moment où les constructeurs de notre château d'eau ont cru devoir détruire le déversoir ; aussi quel ne fut pas leur surprise en voyant toutes les eaux du pays se perdre par la brèche qu'ils avaient ouverte. Ils l'ont fermée à l'aide d'une porte mobile mal close qui, en laissant échapper les eaux par dessous, les laisse aussi rentrer ; ce qui n'est pas sans inconvénient, comme nous l'expliquerons plus loin.

Il est probable que si une étude préalable eût appris que la fontaine de Lucérat avait deux issues, on ne l'aurait pas choisie pour en amener les eaux à Saintes, car dans deux cas elles peuvent n'y pas arriver :

1º Si on abaissait à Paban le niveau des eaux ;

2º Si une surcharge les y refoulait en venant faire accidentellement pression sur la source de Lucérat.

Le premier cas aurait l'inconvénient de mettre à sec le château d'eau ; — le second de le remplir avec les eaux refoulantes.

Nous n'avons pas à nous occuper du premier cas, il ne saurait exercer aucune influence sur l'hygiène publique, mais le second doit attirer notre attention et c'est pourquoi les explications qui précèdent étaient nécessaires.

Aussitôt que la Charente grossit, elle vient mélanger ses eaux à celles de Lucérat ; ce mélange commence par le dessous de la porte mal close qui remplace, aujourd'hui, l'ancien déversoir ; il continue, par infiltration, jusqu'au moment où la Charente prend possession de la cuvette de la fontaine ; — alors le mélange est complet ; — la substitution totale d'une eau à l'autre s'effectue, lorsque la source subit la pression d'un volume d'eau de 25 centimètres environ venant de la Charente. — L'eau de Lucérat s'écoule alors par la fontaine de Paban, son autre issue. Au moment où ce phénomène s'accomplit, la Charente commence à peine, devant Saintes, à couvrir les prairies ; — on peut s'imaginer ce qui en est, lorsque un poids de deux mètres d'eau d'inondation au moins, vient faire pression sur la fontaine, comme cela est arrivé cette année et arrive souvent

C'est donc l'eau de la Charente débordée qui seule, alors, emprunte pour arriver à Saintes, l'aqueduc ménagé pour l'eau de la source. Bien des gens peuvent trouver que pour obtenir un pareil résultat, il n'était pas besoin de construire à si grands frais un si bel aqueduc et que l'eau de la Charente nous serait bien venue sans lui. — Laissons dire ces braves gens, leur esprit n'est pas encore ouvert aux grandes conceptions, — mais, puisque c'est l'eau débordée de la Charente qui nous est libéralement distribuée, examinons ce que cette eau comporte.

L'administration qui l'avait fait analyser ne l'avait pas, sans doute, trouvée suffisamment saine, puisqu'elle a préféré nous amener les eaux de Lucérat ; peut-être bien a-t-elle redouté, avec raison, la grande quantité de matières organiques, que l'inondation fournit aux eaux de la Charente ; mais alors elle ignorait donc que l'aqueduc allait nous conduire ces mêmes eaux, dans des conditions pires et bien plus chargées encore de matières organiques.

IV

L'eau fournie par la source de Lucérat en temps ordinaire est parfaitement saine, elle est variable dans sa composition, selon que la pluie a été plus ou moins abondante.

Voici son analyse faite à une époque de sécheresse.

1° Acide carbonique libre.	0 g 021
2° Carbonate de chaux.	0 181
3° Sulfate de chaux et autres sels de chaux.	0 052
4° Sel de magnésie	0 056
5° Matières organiques, traces à peine . .	0 001
	0 g 316

L'eau de la Charente a souvent été analysée, comparée à celle de Lucérat et de Paban, elle contient moins de carbonate de chaux, mais plus de matières organiques en quantité insuffisante, cependant, pour qu'elle puisse être rejetée comme eau potable ; sans doute sa composition n'étant plus la même lorsque l'inondation des prairies lui apporte un nouveau contingent, son usage aurait nécessité l'établissement de filtres.

Mais est-ce que cette nécessité ne s'impose pas aujourd'hui ? — N'avons-nous pas, croyons-nous, démontré péremptoirement que l'eau de la Charente arrive seule au château d'eau au moment même où, surchargée de matières organiques, l'usage en est réellement dangereux pour la santé publique ? — En devons-nous faire de nouveau la cruelle expérience ?

Il nous suffit de savoir ce que traversent

les eaux débordées de la Charente, pour affirmer qu'elles sont insalubres ; elles nous arrivent après avoir roulé, depuis Angoulême, sur une immense étendue de prairies couvertes de fumiers au mois de septembre ; l'eau croupit toute l'année dans les bas-fonds et les fossés de ces prairies ; la Charente entraîne tout, lave tout, grossie en outre par ses affluents qui lui apportent les mêmes éléments impurs.

Au nombre de ses affluents, se trouve la Seugne, le plus important en amont de Saintes ; ce ne sont pas seulement des prairies comme la Charente que la Seugne débordée lave de ses eaux, ce sont plusieurs milliers d'hectares de marais rouchis. Nous avons parlé plus haut de ce foyer d'infection, trop éloigné pour que l'air puisse nous en apporter les germes morbides, mais dont l'eau qu'il déverse dans la Charente se trouve nécessairement saturée.

La Seugne débouche dans la Charente, vis-à-vis St-Sorlin, à un kilomètre environ de la source de Lucérat ; elle entraîne avec elle les eaux qui croupissent toute l'année dans les fossés infects de ses marais, dans les mares qui semblent autant de plaies purulentes, cachées par les herbes en décomposition. Le tout se confond avec les eaux débordées de la Charente, déjà surchargées de matières organiques, pour se mêler d'abord, se substituer ensuite aux eaux de la fontaine de Lucérat.

Aussitôt que l'eau commence à couvrir la prairie, un remous se produit dans la petite anse formée par le coteau de Diconche, où se trouve la fontaine qui alimente la ville ; ce remous retient les eaux, aussi bien celles de la Charente que celles, non moins souillées, qui s'écoulent par les deux vallons des Rabanières ; c'est alors que dans cette anse agrandie par l'inondation, on voit se former, à la surface de l'eau, cette bave écumeuse et épaisse, qui caractérise les eaux stagnantes chargées de toutes sortes de matières ; ce tout sans nom, s'arrête dans la cuvette de la fontaine, sur la source de Lucérat et, par son poids, en refoule les eaux à Paban ; l'aqueduc alors ne fonctionne plus que comme un puits-perdu, il amène ce mélange bourbeux aux pompes, qui l'aspirent dans les bassins du château d'eau, convertis en véritables dépotoirs.

Une analyse bien faite de ces eaux peut seule nous dire ce que, par litre, elles contiennent de matières organiques ; nous avons entendu dire 20 milligrammes à Lucérat, 28 dans les bassins et que cette quantité augmentait avec l'inondation, diminuait avec elle. Nous ne sommes pas surpris de cette quantité énorme de matières organiques ; il est naturel de la trouver plus considérable dans les eaux des bassins que dans celles de la source, puisque se renouvelant elles augmentent sans cesse le dépôt de leurs impuretés ; toujours est-il que nous sommes loin de la quantité d'un milligramme accusé par la source de Lucérat en temps ordinaire. Il est naturel aussi de voir la quantité des matières organiques croître et décroître avec l'inondation : c'est tout ce que nous voulons retenir, pour le moment, des constatations officielles ; car, en effet, c'est la confirmation la plus évidente de tout ce que nous avons établi :

— L'impureté excessive des eaux d'inondation.

— Les eaux de Lucérat mélangées d'abord, puis remplacées par ces mêmes eaux d'inondation.

V

Rappelons, ce que nous avons résumé plus haut, les affirmations de la science en son état actuel : — 1° Que ce n'est pas dans l'air qu'il faut chercher la production des germes épidémiques ; — 2° Que ces germes existent en certains foyers permanents, n'attendant que des conditions climatologiques qui les feront passer de la virtualité à l'acte ; — 3° Que leurs véhicules naturels sont l'air et l'eau.

Nous avons trouvé ces foyers permanents : — 1° Dans les terres végétales souvent labourées et fumées sous lesquelles coule, à une petite profondeur, le ruisseau couvert de Lucérat ; — 2° Dans les prairies que lavent les eaux de la Charente, depuis Angoulême ; — 3° Dans les marais rouchis que lavent les eaux de la Seugne.

Nous avons établi que les eaux d'inondation servaient de véhicules aux germes infectieux pullulant dans les foyers qu'elles traversaient et, enfin, que la fontaine à double issue de Lucérat, l'aqueduc et le château d'eau leur fournissaient la possibilité de se répandre dans toute la ville.

Nous avons donc trouvé : les foyers, le véhicule, le chemin, dans lesquels se produisent, voyagent et arrivent les germes épidémiques, les microbes infectieux ; tel était le but de cette étude, il appartient à d'autres, de chercher et de trouver les voyageurs.

Ce serait une erreur de croire que l'infection des eaux de Lucérat ne commence qu'au moment où nous voyons la Charente couvrir les prairies devant Saintes ; elle commence lorsque par de grandes pluies la mince couche de terre végétale qui recouvre le ruisseau de Lucérat est insuffisante pour les filtrer ; lorsque les eaux de la Charente et de la Seugne qui déjà, en amont de Saintes, lavent leurs prairies et leurs marais, se mélangent aux eaux de Lucérat déjà polluées, soit par infiltration, soit par la porte mal close dont nous avons parlé.

De tout ce qui précède, résulte-t-il la preuve indéniable que les eaux distribuées en ville sont la cause de l'épidémie typhoïde ? Malgré les plus grandes probabilités, une affirmation serait téméraire ; il aurait fallu trouver le microbe infectieux, le connaître d'abord ; attendons les progrès de la science.

Mais il nous est bien permis de regretter encore que M. Pasteur n'ait pas été appelé à Saintes ; l'enquête à laquelle il se fût livré lui aurait appris : — que le commencement de l'épidémie concordait avec le premier gonflement des eaux ; — il eût su que des enfants, parmi les malades des premiers jours, avaient ressenti les atteintes du mal aussitôt après avoir bu l'eau puisée à Lucérat même ; — son attention eût été attirée sur ce fait : que des maisons, des rues entières dans lesquelles il n'était pas fait usage de cette eau étaient indemnes ; il aurait étudié les cas d'infection, de contagion et aurait rencontré, comme toujours, des sujets réfractaires.

L'illustre savant, avec sa méthode si sûre, aurait concentré ses observations sur la fontaine de Lucérat, il aurait étudié la multitude des infiniment petits qui peuplaient ses eaux et, peut-être, distingué parmi eux le microbe infectieux ; il l'aurait suivi dans l'eau presque dormante de l'aqueduc, l'aurait retrouvé dans les bassins du château d'eau où il aurait pu constater son effrayante multiplication, l'aurait enfin saisi dans les tuyaux de la distribution d'eau.

C'eût été pour M. Pasteur un vaste champ d'étude, utile sans doute pour la science, mais il faut espérer que la ville de Saintes ne voudra pas redevenir ce champ d'étude et d'expérience et que l'Administration prendra toutes les mesures nécessaires qui s'imposent pour l'assainissement des eaux.

Lorsque nous avons eu connaissance des analyses faites par MM. Aupaix et Gervais, le travail qui précède était déjà composé ; nous n'y aurions, au surplus, rien changé, puisque ces analyses confirment, en tout point, ce que nous avions énoncé, savoir : — la modification de la composition des eaux de Lucérat et leur identité avec celles de la Charente, pendant l'inondation ; — augmentation considérable des matières organiques au point d'en rendre l'usage dangereux ; — présence de l'acide azotique, qui ne se voit pas ordinairement dans les eaux de source ; — rencontre de matières animales et végétales et aussi d'*animalcules*.

Nous ne ferons qu'une réserve : sur la rencontre des « *animalcules comme l'on en trouve dans toutes les eaux.* » Ces microbes sont des êtres dont l'étude nouvelle n'est pas facile et les honorables chimistes n'avaient certainement pas à leur disposition les instruments nécessaires pour en distinguer les variétés et la multitude ; aussi ont-ils pu dire en les rencontrant : « *en somme rien de suspect.* »

Nous exprimerons aussi un regret : celui que ce rapport si intéressant, ne contienne que les analyses faites du 8 au 17 janvier ; elles constatent une gradation décroissante des matières organiques, marchant parallèlement avec la décroissance des eaux et de l'épidémie

Celles faites antérieurement, ont certainement constaté une gradation ascendante des matières organiques marchant aussi parallèlement avec la croissance des eaux et aussi de l'épidémie. Nous sommes d'autant plus disposés à l'admettre, que MM. Aupaix et Gervais nous disent que : « *les matières organiques qui ont atteint jusqu'à 0 gr. 05, le 9 décembre 1882, disparaissent chaque jour.* » Pourquoi cette analyse du 9 décembre et celles antérieures n'ont-elles pas été publiées ?

En résumé, ces Messieurs constatent « *que l'eau s'améliore sensiblement tous les jours, et nous affirment qu'aujourd'hui l'eau du château d'eau est très potable.* » Nous ne doutons pas de cette amélioration et nous sommes très heureux de l'apprendre, mais nous eussions préféré être prévenus du moment où l'eau *devenait impotable*, en se chargeant de principes nuisibles ; nous devons donc conclure, comme nous l'avons déjà fait, que ce moment a coïncidé avec le commencement de l'épidémie.

A. LAMBERT.

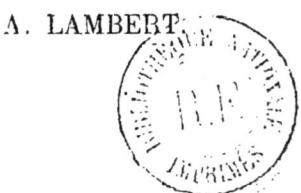

Paban, le 25 janvier 1883.

Saintes. — Imp. HUS, rue S'-Michel. 13.

www.ingramcontent.com/pod-product-compliance
Lightning Source LLC
Chambersburg PA
CBHW060527200326
41520CB00017B/5154